Spiegazione della Malattia di Kawasaki

Una Guida Completa su Sintomi, Trattamento e Speranza per i Bambini Affetti

| Cose Che Devi Sapere |

Isabella White

Copyright © 2024 di Isabella White.

Disclaimer: *Le informazioni fornite in questo libro non sono state valutate dalla FDA e non sono destinate a diagnosticare, trattare, curare o prevenire alcuna malattia o condizione di salute. Il contenuto è solo a scopo informativo ed educativo. Non è inteso come sostituto del consiglio medico del proprio medico o di altro professionista medico. Si prega di consultare un operatore sanitario qualificato per qualsiasi problema di salute. L'autore e l'editore declinano ogni responsabilità per eventuali effetti negativi derivanti dall'applicazione delle informazioni qui fornite.*

Informazioni sul Libro

Illuminare il Percorso Attraverso la Malattia di Kawasaki

Quando al figlio della dottoressa Isabella White fu diagnosticata la malattia di Kawasaki, questo medico di medicina integrativa fu gettato in un territorio sconosciuto. Come molti genitori nella sua situazione, aveva un disperato bisogno di una risorsa affidabile che la guidasse attraverso questa sfida inaspettata.

Attingendo alla sua decennale esperienza medica e alla sua mentalità olistica, la dottoressa White ha scritto la guida approfondita che desiderava fosse disponibile durante il percorso diagnostico della sua famiglia. Con compassione, saggezza e meticolosa attenzione alla precisione, consente alle famiglie di farsi carico della cura dei propri figli con conoscenza e speranza.

In questo libro, il dottor White distilla le competenze collettive degli specialisti pediatrici e le intuizioni delle famiglie che affrontano la malattia di Kawasaki. I lettori scopriranno:

- Il punto di vista di un medico sulla diagnosi, il trattamento e il trattamento di questa malattia sconcertante.
- Strategie olistiche per supportare i bisogni fisici ed emotivi del bambino.
- Ricerca all'avanguardia che unisce approcci convenzionali e complementari.

Grazie agli approfondimenti contenuti in queste pagine, le famiglie si sentiranno sicure di collaborare con il proprio team medico per massimizzare la salute e il benessere dei propri figli. L'approccio integrativo del Dr. White fornisce la chiarezza, l'empatia e la convalida necessarie per passare dalla diagnosi al recupero con conoscenza, resilienza e ottimismo.

Circa L'autore

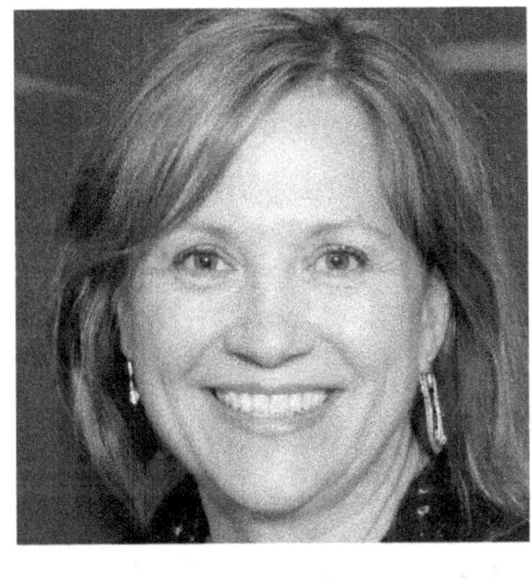

Isabella White porta profonda competenza e compassione nell'illuminare le sfide della salute attraverso la sua scrittura. In qualità di professionista della medicina integrativa, fonde le conoscenze mediche convenzionali con approcci olistici basati sull'evidenza.

La Dott. ssa White ha conseguito la laurea in medicina e un master in medicina tradizionale cinese presso l'Università di Washington. Ha oltre 15 anni di esperienza clinica, consentendo ai pazienti di ottimizzare la propria salute e il proprio benessere.

In qualità di scrittore esperto di salute, il Dr. White è rinomato per aver distillato concetti medici complessi in un linguaggio accessibile e coinvolgente. Ha pubblicato articoli sulle tecniche integrative in riviste e libri di medicina.

Con oltre un decennio immerso nella ricerca e nell'istruzione, il Dr. White offre ai lettori approfondimenti scientificamente rigorosi ma allo stesso tempo umanistici. La sua esperienza clinica e il suo apprezzamento per il punto di vista dei pazienti fanno sì che i suoi scritti raggiungano un pubblico diversificato.

Il Dr. White mira a fornire ai lettori gli strumenti necessari per garantire cure e risultati ottimali spiegando argomenti relativi alla salute con saggezza, empatia e sensibilità. Porta chiarezza, rassicurazione e speranza fondate sulla scienza e sulla compassione.

Sommario

Introduzione

La malattia di Kawasaki è una malattia infantile sconcertante che incide sulla salute e sul benessere di migliaia di bambini ogni anno. Riconosciuta per la prima volta più di 50 anni fa in Giappone, questa condizione continua a confondere gli esperti nonostante studi approfonditi. Per le famiglie colpite, una diagnosi di malattia di Kawasaki porta paura e incertezza insieme alla speranza che un trattamento tempestivo possa preservare la salute del proprio bambino.

Questo libro mira a fornire una guida completa e compassionevole su tutti gli aspetti della malattia di Kawasaki, dal riconoscimento dei sintomi iniziali all'orientamento al trattamento ospedaliero, alla gestione dei potenziali effetti sul cuore, attingendo alle più recenti ricerche e indicazioni mediche, spiegando questa complessa condizione utilizzando informazioni chiare. , linguaggio quotidiano. L'obiettivo è fornire alle famiglie le conoscenze necessarie per garantire una diagnosi accurata e tempestiva e ottimizzare i risultati del loro bambino.

In primo luogo, i lettori conosceranno i classici segni della malattia di Kawasaki, che spesso vengono scambiati per disturbi infantili più comuni. Descriviamo l'attuale approccio diagnostico utilizzato dai medici e descriviamo i trattamenti medici disponibili, comprese le opzioni per i casi gravi resistenti alla terapia standard. Poiché possono verificarsi complicazioni cardiache come l'ingrossamento delle arterie coronarie, le famiglie acquisiranno una comprensione del monitoraggio cardiaco vitale necessario dopo la malattia.

Mentre gli aspetti medici della malattia di Kawasaki vengono trattati in modo approfondito, uguale attenzione viene data alla gestione dell'enorme impatto emotivo sui bambini e sulle famiglie colpite. Le risorse per il supporto psicologico, i consigli sulla comunicazione con le scuole e la guida sugli aggiustamenti dello stile di vita forniscono una visione olistica. Infine, le famiglie potranno acquisire una prospettiva su questa condizione apprendendo gli ultimi sviluppi della ricerca volti a svelare i misteri che ancora circondano la malattia di Kawasaki.

Capitolo 1

Comprendere la Malattia di Kawasaki

Cos'è la Malattia di Kawasaki?

La malattia di Kawasaki è una condizione autoimmune grave ma rara che colpisce principalmente i bambini di età inferiore ai 5 anni. La malattia di Kawasaki, descritta per la prima volta nel 1967 dal dottor Tomisaku Kawasaki in Giappone, comporta l'infiammazione dei vasi sanguigni, in particolare delle arterie che forniscono sangue al cuore.

Sebbene la causa esatta rimanga sconosciuta, si ritiene che la malattia di Kawasaki sia scatenata da un agente infettivo, come un virus, in individui geneticamente predisposti. Ciò porta ad un'iperattivazione del sistema immunitario e all'infiammazione delle arterie in tutto il corpo. Le arterie più gravemente colpite sono le arterie coronarie, che forniscono sangue ricco di ossigeno al muscolo cardiaco.

L'infiammazione delle arterie coronarie può portare all'ingrossamento e alla formazione di aneurismi. Ciò danneggia le arterie e aumenta il rischio di formazione di coaguli di sangue. Se non trattate, le complicanze della malattia di Kawasaki possono includere attacchi di cuore, rottura di aneurisma dell'arteria coronaria e morte improvvisa.

I sintomi chiave della malattia di Kawasaki includono:

- Febbre prolungata che dura più di 5 giorni
- Eruzione cutanea sul tronco e nella zona inguinale
- Arrossamento e desquamazione delle mani e dei piedi
- Linfonodi ingrossati nel collo

- Labbra rosse e screpolate e lingua che sembra fragola
- Occhi iniettati di sangue
- Dolore articolare e gonfiore

La diagnosi prevede il rilevamento di almeno 4 di questi sintomi principali, insieme ai risultati dell'ecocardiogramma delle anomalie dell'arteria coronaria. La malattia di Kawasaki può essere diagnosticata solo quando si escludono altre infezioni e condizioni.

Sebbene la causa rimanga sconosciuta, la ricerca suggerisce che sia i fattori genetici che quelli ambientali svolgono un ruolo. I fratelli dei bambini affetti corrono un rischio 10 volte maggiore. La malattia di Kawasaki si verifica più spesso in Asia e tra le persone di origine asiatica, indicando una possibile predisposizione genetica. Le epidemie stagionali in inverno e in primavera suggeriscono un fattore scatenante infettivo.

Sebbene nel complesso rara, la malattia di Kawasaki è la principale causa di malattie cardiache acquisite nei bambini nei paesi sviluppati. Con una diagnosi e un trattamento tempestivi, le prospettive per la maggior parte dei bambini affetti dalla malattia di Kawasaki sono eccellenti. Tuttavia, il monitoraggio delle complicanze cardiache è fondamentale. Una maggiore consapevolezza e ricerca rimangono vitali per svelare i misteri dietro questa sconcertante condizione pediatrica.

La Storia della Malattia di Kawasaki

La misteriosa condizione ora nota come malattia di Kawasaki fu descritta per la prima volta in Giappone dal dottor Tomisaku Kawasaki nel 1967, sulla base delle sue osservazioni su 50 pazienti con un'insolita costellazione di febbre, eruzione cutanea e arrossamento degli occhi nei bambini piccoli.

Il dottor Kawasaki pubblicò le sue scoperte in giapponese nel 1967, definendo la condizione "sindrome linfonodale mucocutanea febbrile acuta". La condizione fu chiamata per la prima volta "malattia di Kawasaki" nella letteratura inglese nel 1974.

Casi furono segnalati sporadicamente negli anni '50 e '60. Tuttavia, il Dr. Kawasaki fu il primo a definire in modo esaustivo l'insieme dei sintomi come un'entità clinica distinta. Inizialmente, si pensava che la condizione fosse rara, autolimitante e difficilmente potesse provocare esiti gravi.

Tuttavia, le autopsie degli anni '70 rivelarono che la malattia di Kawasaki poteva causare aneurismi fatali dell'arteria coronaria nei bambini non trattati. Ciò ha galvanizzato la ricerca su trattamenti efficaci. È stato scoperto che l'immunoglobulina endovenosa (IVIG) riduce significativamente il rischio di danno coronarico se somministrata nei primi 10 giorni di malattia.

All'inizio degli anni '80, la malattia di Kawasaki venne sempre più riconosciuta negli Stati Uniti e in Europa. In Giappone sono state segnalate grandi epidemie, suggerendo un fattore scatenante infettivo. Negli anni '90, la malattia di Kawasaki era la principale causa di malattie cardiache acquisite nei bambini nei paesi sviluppati.

I progressi degli anni 2000 hanno fatto luce sull'iperattivazione del sistema immunitario e sui fattori genetici alla base della malattia di Kawasaki.

La ricerca in corso mira a identificare l'agente causale ancora sconosciuto e determinare i migliori regimi di trattamento per limitare le complicanze cardiache.

Sebbene inizialmente considerata una condizione benigna e localizzata, la malattia di Kawasaki è ora riconosciuta come una grave vasculite sistemica dell'infanzia che può portare a problemi cardiaci duraturi. La diagnosi e il trattamento tempestivi hanno notevolmente migliorato i risultati, anche se persistono misteri ancora aperti riguardo alle origini di questa sconcertante condizione pediatrica.

Uno studio approfondito sui casi di malattia di Kawasaki in tutto il mondo continua a fornire linee guida per diagnosi, trattamento e cura ottimali. Una maggiore comprensione ha salvato innumerevoli giovani vite dalle complicazioni cardiache potenzialmente devastanti della malattia di Kawasaki incontrollata. Ma la ricerca continua a fare luce su questa condizione ancora sconcertante, notata per la prima volta più di 50 anni fa in Giappone dal dottor Tomisaku Kawasaki.

Epidemiologia: Chi è Interessato?

La malattia di Kawasaki è più comune nei bambini sotto i 5 anni, con un'età media alla diagnosi di 2 anni. Circa l'80% dei casi si verifica nei bambini di età inferiore ai 5 anni. La condizione è rara nei bambini di età inferiore ai 6 mesi e nell'adolescenza.

Per ragioni non del tutto chiare, la malattia di Kawasaki è significativamente più comune nei ragazzi che nelle ragazze. Il rapporto maschi-femmine è di circa 1,5 a 1.

La malattia di Kawasaki può verificarsi in bambini di qualsiasi razza o origine etnica. Tuttavia, i bambini di origine asiatica, in particolare giapponesi e coreani, presentano i tassi di incidenza più elevati. I dati provenienti dagli Stati Uniti e dal Giappone suggeriscono che i bambini di etnia asiatica hanno una probabilità da 2 a 3 volte maggiore di sviluppare la malattia di Kawasaki rispetto ai bambini caucasici.

La condizione è anche più comune nella regione dell'Asia del Pacifico rispetto alle nazioni occidentali. Il Giappone ha il più alto tasso di incidenza annuale, con 264 casi ogni 100.000 bambini sotto i 5 anni.

Negli Stati Uniti, il tasso di incidenza è di circa 20 casi ogni 100.000 bambini sotto i 5 anni. I tassi sono in aumento in Nord America ed Europa.

La malattia di Kawasaki sembra avere un andamento stagionale, con un picco di incidenza nei mesi invernali e primaverili. Si verificano cluster ed epidemie, suggerendo un fattore scatenante infettivo che porta alla malattia di Kawasaki nei bambini geneticamente predisposti.

Sebbene nel complesso sia ancora rara, la malattia di Kawasaki ha superato la febbre reumatica acuta come causa principale di malattie cardiache acquisite nei bambini nei paesi sviluppati. Negli ultimi decenni la diagnosi e il trattamento tempestivi hanno ridotto significativamente le complicanze cardiache e i decessi dovuti alla malattia di Kawasaki.

Ma la condizione rimane difficile da prevedere o prevenire, date le sue origini sconosciute. La raccolta continua di dati epidemiologici aiuta gli sforzi per scoprire fattori e modelli di rischio che forniscono indizi sui possibili fattori scatenanti e sulla biologia alla base di questa sconcertante condizione infantile.

Aumentare la consapevolezza e l'accesso a un trattamento tempestivo nelle regioni geografiche e nei gruppi etnici e razziali rimane importante per garantire che tutti i bambini abbiano le migliori possibilità di ottenere risultati positivi dopo una diagnosi di malattia di Kawasaki. Comprendere le lacune e le barriere attuali nella diagnosi e nella cura è fondamentale per migliorare l'equità e salvare vite giovani da complicazioni prevenibili legate alla malattia di Kawasaki.

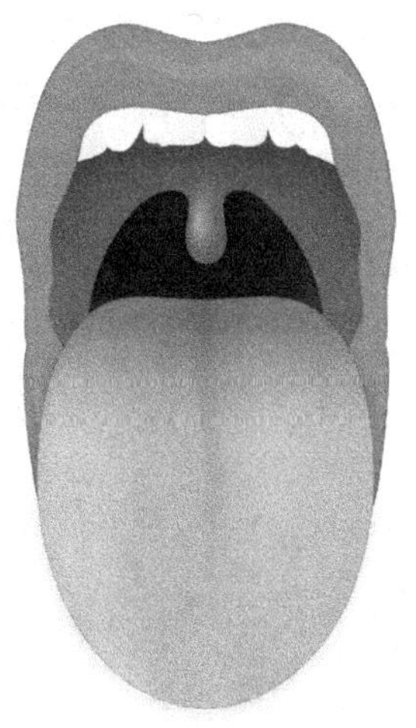

Normal
tongue

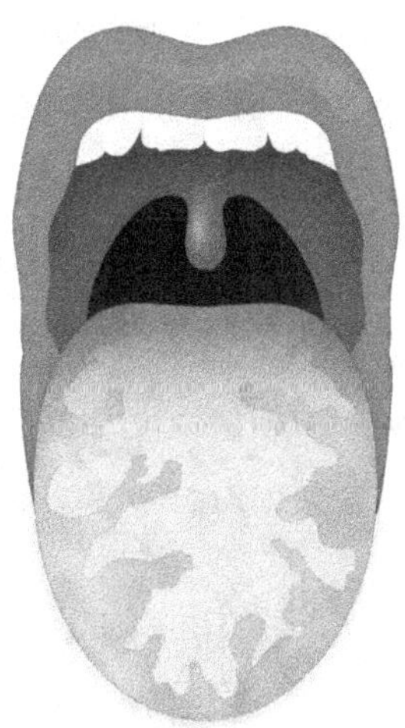

Geographic
tongue

Capitolo 2

Riconoscere i Sintomi Comuni e i Primi Segni

Riconoscere i Sintomi

La malattia di Kawasaki è notoriamente difficile da diagnosticare nelle sue fasi iniziali perché i sintomi sono simili a molte comuni malattie infantili. Tuttavia, il tempestivo riconoscimento dei sintomi principali è fondamentale per ottenere un trattamento adeguato entro i primi 10 giorni di malattia, quando è più efficace.

Il criterio diagnostico classico per la malattia di Kawasaki è la febbre che dura 5 o più giorni più almeno 4 dei seguenti sintomi principali:

- **Eruzione cutanea:** Tipicamente rosso, irregolare e pruriginoso, copre il tronco, l'inguine e l'area genitale. Può diffondersi alle braccia e alle gambe.
- **Congiuntivite:** Occhi rossi senza secrezione oculare o prurito.
- **Labbra secche e screpolate e aspetto "fragola" della lingua:** La lingua appare gonfia e irregolare, con papille arrossate.
- **Gonfiore delle mani e dei piedi:** Il rossore e la desquamazione della pelle sui palmi delle mani e sulle piante dei piedi spesso seguono il gonfiore.
- **Linfonodi ingrossati:** Di solito solo su un lato del collo.
- **Irritabilità:** I bambini possono essere insolitamente pignoli e inconsolabili.

Oltre a questi sintomi classici, i bambini affetti dalla malattia di Kawasaki spesso sperimentano:

- Dolori articolari e artrite: il gonfiore è spesso evidente ai polsi e alle caviglie.
- Dolore addominale, diarrea e vomito
- Eruzione cutanea nella zona del pannolino

- Tosse, naso che cola, starnuti

I bambini piccoli affetti dalla malattia di Kawasaki possono mostrare solo estrema irritabilità e febbre senza la classica eruzione cutanea o arrossamento degli occhi. Qualsiasi bambino di età inferiore a 6 mesi con febbre per 7 o più giorni necessita di un ecocardiogramma per verificare eventuali anomalie coronariche.

Educare i genitori che la febbre alta persistente combinata con uno qualsiasi dei sintomi di cui sopra giustifica la necessità di portare il proprio bambino da un medico per una valutazione tempestiva per una possibile malattia di Kawasaki è fondamentale per una diagnosi e un trattamento tempestivi. La diagnosi precoce della condizione riduce drasticamente il rischio di gravi complicazioni cardiache.

Le Fasi della Malattia di Kawasaki

Se non trattata, la malattia di Kawasaki si manifesta tipicamente in tre fasi distinte in un periodo di circa 6 settimane. Riconoscere gli stadi progressivi può aiutare la diagnosi e garantire che il trattamento appropriato venga avviato al momento ottimale:

Fase 1: Stadio febbrile acuto

- Dura 1-2 settimane
- Inizia con febbri persistentemente elevate oltre i 102 ° F.
- Un bambino appare spesso molto malato e irritabile.
- Appaiono e si intensificano eruzioni cutanee, congiuntivite, mani o piedi gonfi e labbra o lingue rosse.
- I linfonodi si ingrandiscono in circa 1-2 settimane.
- I test di laboratorio mostrano globuli bianchi e marcatori di infiammazione elevati.
- Può iniziare la dilatazione dell'arteria coronaria.

Fase 2: Fase subacuta

- La febbre si attenua gradualmente e gli altri sintomi migliorano.

- Si verifica la desquamazione della pelle sulle mani e sui piedi
- L'irritabilità e i dolori articolari migliorano.
- I marcatori di laboratorio tendono a diminuire ma possono rimanere elevati.
- Picchi di infiammazione delle coronarie, si formano aneurismi.

Fase 3: Fase di convalescenza

- I sintomi si sono risolti dopo circa 6 settimane dall'esordio.
- L'energia ritorna alla normalità.
- I laboratori continuano a normalizzarsi.
- Gli aneurismi coronarici iniziano a risolversi o a stabilizzarsi entro 6-8 settimane.

Il trattamento ha lo scopo di fermare l'attacco del sistema immunitario alle arterie per prevenire il peggioramento degli aneurismi. L'immunoglobulina per via endovenosa è più efficace se somministrata entro i primi 7-10 giorni della fase febbrile, insieme all'aspirina ad alte dosi.

Il trattamento successivo può comunque fornire benefici ma è meno efficace nel prevenire il danno coronarico. La fase subacuta richiede un attento monitoraggio delle complicanze cardiache con frequenti ecocardiogrammi. La gestione continua si concentra sulla riduzione del rischio cardiaco nella fase di convalescenza.

Il chiaro riconoscimento degli stadi della malattia di Kawasaki guida il trattamento urgente nella fase febbrile iniziale e aiuta a prevenire opportunità mancate di ridurre al minimo le complicanze coronariche durante il periodo critico di attività della malattia.

Quando Rivolgersi al Medico

La malattia di Kawasaki può essere diagnosticata e trattata efficacemente solo se si richiede tempestivamente l'intervento medico alla comparsa dei sintomi.

I genitori dovrebbero richiedere una valutazione medica urgente se un bambino ha febbre persistente superiore a 101°F della durata di 4 o più giorni, insieme a uno dei seguenti:

- Eruzione cutanea nella zona del pannolino, sul busto o generalizzata
- Occhi iniettati di sangue senza secrezione oculare
- Labbra rosse e screpolate; lingua rossa e irregolare
- Dolore o gonfiore articolare
- Estrema irritabilità
- Letargia e debolezza
- Dolore addominale, diarrea e vomito

Qualsiasi bambino di età inferiore a 6 mesi con febbre che dura più di 7 giorni necessita di cure mediche immediate per verificare l'eventuale infiammazione dell'arteria coronaria. La febbre nei bambini così piccoli è molto insolita, tranne che nella malattia di Kawasaki.

Allo stesso modo, la febbre che persiste per più di 5 giorni senza spiegazione in un bambino di età inferiore ai 5 anni richiede una visita dal pediatra. Sono necessari test per verificare la presenza di marcatori infiammatori elevati nel sangue che potrebbero segnalare la malattia di Kawasaki. La diagnosi differenziale è ampia, quindi l'unico modo per escludere altre condizioni è attraverso test di laboratorio e di imaging.

Se il bambino ha la febbre e diversi sintomi caratteristici della malattia di Kawasaki, come congiuntivite, eruzione cutanea all'inguine o nella zona del pannolino, labbra rosse e screpolate e mani e piedi gonfi, portare immediatamente il bambino al pronto soccorso. Il trattamento precoce è fondamentale per ridurre al minimo le complicanze cardiache, idealmente entro 7 giorni dall'insorgenza della febbre.

Fidati dell'istinto dei genitori se sembra che "qualcosa non va" con un bambino malato. Una febbre prolungata e inspiegabile è sempre anormale in un bambino piccolo. La valutazione precoce consente ai medici di diagnosticare prima la malattia di Kawasaki e di iniziare l'infusione endovenosa di immunoglobuline più aspirina per smorzare l'infiammazione nelle arterie.

Non aspettare che compaia l'eruzione cutanea o la desquamazione delle mani o dei piedi. Questi segni tardivi spesso non si manifestano fino a 2 settimane di malattia, momento in cui potrebbe essere iniziato il danno coronarico. Monitorare regolarmente la temperatura in casa. Con il riconoscimento precoce, la malattia di Kawasaki può essere facilmente diagnosticata e trattata per proteggere il cuore dai danni.

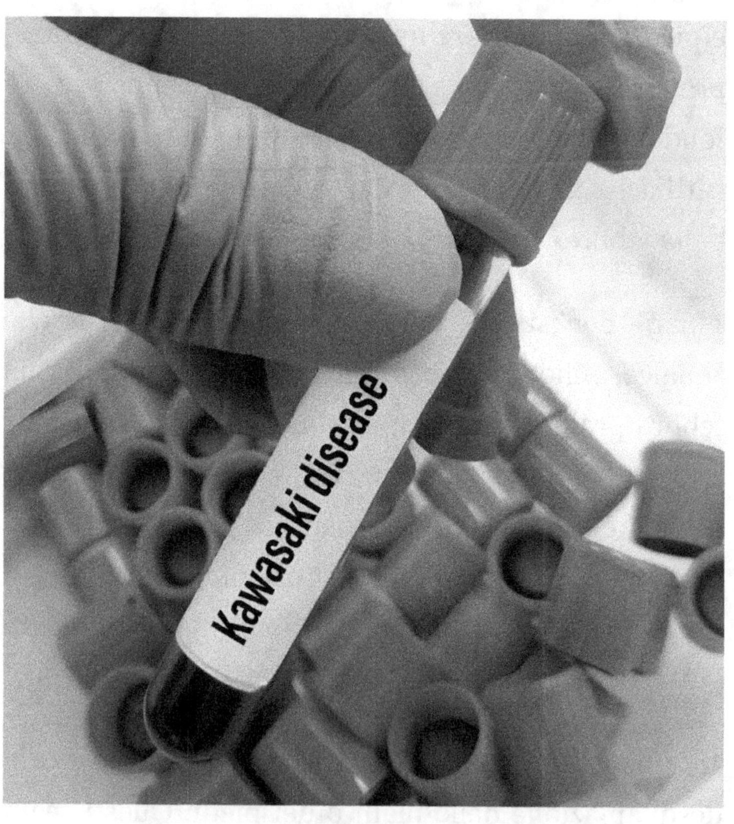

Capitolo 3

Diagnosi della Malattia di Kawasaki

Criteri Diagnostici

La malattia di Kawasaki viene diagnosticata in base alla presenza di criteri clinici specifici, oltre all'esclusione di altre potenziali condizioni che potrebbero imitarne i segni e i sintomi.

Le linee guida diagnostiche classiche richiedono quanto segue:

- Febbre che dura 5 o più giorni
- Almeno 4 dei 5 seguenti risultati:
    - Eruzione cutanea sul tronco, sull'inguine e sulla regione genitale
    - Iniezione congiuntivale bilaterale senza essudato

- ○ Cambiamenti nelle labbra e nella cavità orale (labbra arrossate, secche, screpolate; lingua "a fragola")
- ○ Gonfiore e arrossamento delle mani e dei piedi
- ○ Linfoadenopatia cervicale (linfonodi ingrossati nel collo)

Inoltre, i bambini spesso mostrano:

- Estrema irritabilità
- Artrite e artralgia
- Sintomi gastrointestinali come diarrea, vomito e dolore addominale
- Tosse, rinorrea
- Desquamazione (desquamazione della pelle delle dita delle mani e dei piedi) nella fase subacuta

I test di laboratorio generalmente rivelano:

- Velocità di eritrosedimentazione (VES) e proteina C-reattiva (PCR) notevolmente elevate.
- Anemia per stadio della malattia

- Conta elevata dei globuli bianchi, tipicamente con neutrofilia
- Piuria sterile (globuli bianchi nelle urine senza infezione batterica)
- Ipoalbuminemia (bassa albumina nel sangue)

Altre condizioni, come le infezioni virali, la scarlattina e l'artrite idiopatica giovanile, possono simulare precocemente la malattia di Kawasaki. Per escluderli è necessaria una valutazione approfondita.

I reperti ecocardiografici di anomalie dell'arteria coronaria supportano fortemente la diagnosi, ma possono essere assenti precocemente. L'imaging cardiaco ripetuto è fondamentale per rilevare lo sviluppo di aneurismi coronarici.

La diagnosi può essere fatta con meno criteri nei bambini di età inferiore a 6 mesi con febbre prolungata inspiegabile. Qualsiasi bambino con febbre da più di 7 giorni necessita di un ecocardiogramma per valutare il coinvolgimento coronarico che segnala la malattia di Kawasaki.

Diagnosi Differenziale

Una vasta gamma di condizioni infettive e infiammatorie può inizialmente simulare la malattia di Kawasaki. È necessaria un'attenta valutazione per escludere altre malattie prima di fare la diagnosi di malattia di Kawasaki, che si basa in gran parte su criteri clinici una volta esclusi i disturbi confondenti.

Le condizioni più comuni scambiate per la malattia di Kawasaki includono:

- Infezioni virali come adenovirus, enterovirus, virus Epstein-Barr (EBV), citomegalovirus (CMV) e coronavirus. Questi spesso causano eruzioni cutanee, congiuntivite e gonfiore dei linfonodi.

- La scarlattina provoca febbre, eruzione cutanea e lingua rossa e può mostrare iniezione congiuntivale. Gli esami del sangue rivelano titoli di antistreptolisina-O marcatamente elevati.

- La sindrome da shock tossico può assomigliare alla malattia di Kawasaki, ma l'eruzione cutanea comporta desquamazione dei palmi delle mani e dei piedi, è frequente un abbassamento della pressione sanguigna e possono essere rilevati batteri streptococcici.

- L'artrite idiopatica giovanile può causare dolore articolare e febbre simili; tuttavia, l'artrite persistente che dura mesi aiuta a distinguerla dall'artrite transitoria nella malattia di Kawasaki.

- La sindrome di Stevens-Johnson si presenta con dolorosi occhi rossi, ulcere alla bocca, eruzioni cutanee e desquamazione della pelle. Le lesioni oculari bersaglioidi sono caratteristiche. Un fattore scatenante è spesso una reazione ai farmaci.

- Le reazioni di ipersensibilità al mercurio causano arrossamento, desquamazione di mani e piedi e grave irritabilità dovuta all'ingestione o all'assorbimento del mercurio.

I test per distinguere questi imitatori dalla malattia di Kawasaki includono:

- Colture del sangue, delle urine e della gola per escludere infezioni batteriche

- Test sierologici per virus e anticorpi antistreptococco
- Marcatori infiammatori come la velocità di sedimentazione (VES) e la proteina C-reattiva (CRP)
- Emocromo completo (CBC) alla ricerca di anemia e globuli bianchi elevati
- Livelli degli enzimi epatici e dell'albumina, che sono anormali nella malattia di Kawasaki

Un ecocardiogramma è fondamentale per valutare le dimensioni dell'arteria coronaria che sono dilatate in Kawasaki ma normali con la maggior parte delle condizioni simili.

L'imaging cardiaco ripetuto aiuta a monitorare lo sviluppo di aneurismi che confermano la malattia di Kawasaki. Escludere disturbi simili e riconoscere il quadro clinico caratteristico sono fondamentali per una diagnosi accurata.

Test di Laboratorio e Imaging

Sebbene la malattia di Kawasaki venga diagnosticata sulla base di criteri clinici, i test di laboratorio e l'imaging forniscono dati vitali per supportare la diagnosi e rivelare l'entità dell'infiammazione e del coinvolgimento cardiaco.

I risultati di laboratorio anormali comuni nella malattia di Kawasaki includono:

- **Elevata velocità di eritrosedimentazione (VES) e proteina C-reattiva (CRP):** Indicatori di infiammazione significativa.
- **Anemia:** Lieve per il grado di malattia sistemica.
- **Conta elevata dei globuli bianchi con predominanza di neutrofili:** Segnala un aumento dell'infiammazione.
- **Piuria sterile:** Globuli bianchi nelle urine senza infezione batterica.
- **Ipoalbuminemia:** Diminuzione dell'albumina nel sangue a causa dell'infiammazione.
- **Transaminasi elevate:** Indicatore di infiammazione del fegato.
- **Trombocitosi** Livelli piastrinici elevati in fase subacuta.

- **Pleiocitosi del liquido cerebrospinale sterile (CSF):** Globuli bianchi nel liquido cerebrospinale senza infezione.

Le colture di sangue, urina e tamponi faringei aiutano a escludere infezioni batteriche. Il test della reazione a catena della polimerasi (PCR) può identificare i fattori scatenanti virali.

L'ecocardiogramma è l'esame di imaging chiave per valutare:

- Dilatazione o aneurismi delle arterie coronarie
- Versamento pericardico: liquido attorno al cuore
- Diminuzione della funzione cardiaca

L'ECG può mostrare aritmie o ischemia da infiammazione coronarica.

L'ecografia della cistifellea può rivelare idrope, ovvero gonfiore, che indica un'infiammazione sistemica.

La risonanza magnetica cerebrale rileva l'infiammazione delle arterie cerebrali in almeno 1/3 dei pazienti.

La ripetizione dei test consente il monitoraggio dell'attività della malattia e della risposta al trattamento. La normalizzazione dei marcatori infiammatori e il miglioramento dei risultati dell'ecocardiogramma indicano il recupero: i dati di laboratorio e di imaging guidano la diagnosi, la terapia e il monitoraggio delle complicanze nella malattia di Kawasaki.

Il Ruolo Degli Specialisti Pediatrici

A causa della complessità della diagnosi e della gestione della malattia di Kawasaki, la collaborazione con gli specialisti pediatrici è estremamente preziosa.

Gli esperti di malattie infettive pediatriche possono aiutare a differenziare la malattia di Kawasaki da varie infezioni virali e batteriche con segni simili attraverso un'anamnesi dettagliata, una valutazione clinica e test di laboratorio mirati.

I reumatologi pediatrici riconoscono abilmente modelli di reperti articolari e muscolari che sono tipici e atipici della malattia di Kawasaki rispetto ad altre condizioni infiammatorie dell'infanzia, come l'artrite giovanile.

I dermatologi pediatrici identificano eruzioni cutanee e modelli di desquamazione distintivi che puntano più specificamente alla malattia di Kawasaki rispetto a fenomeni che la imitano, come la scarlattina o i disturbi cutanei mediati da tossine.

Gli oftalmologi pediatrici effettuano esami oculistici specializzati che distinguono l'esclusiva congiuntivite bilaterale non essudativa osservata nella malattia di Kawasaki dalla congiuntivite virale altamente essudativa.

I cardiologi pediatrici eseguono l'imaging ecocardiografico che consente la diagnosi precoce e un attento monitoraggio dello sviluppo dell'aneurisma dell'arteria coronaria e delle complicanze cardiache nella malattia di Kawasaki.

I neurologi pediatrici possono valutare i bambini affetti dalla malattia di Kawasaki che sviluppano sintomi neurologici come meningite, convulsioni e stato mentale alterato per vasculite del sistema nervoso centrale e infiammazione del liquido cerebrospinale.

La collaborazione continua con specialisti pediatrici in queste aree facilita un livello più elevato di certezza nella diagnosi precoce della malattia di Kawasaki. Il loro contributo garantisce inoltre un monitoraggio e una gestione ottimali delle complicanze nei bambini affetti.

La competenza in questa gamma di specialità pediatriche rafforza la fiducia necessaria per effettuare una diagnosi tempestiva e accurata della malattia di Kawasaki sulla base di risultati clinici e di laboratorio discreti nella fase iniziale. Questo approccio multidisciplinare offre le migliori possibilità di ottenere risultati positivi in questa complessa malattia infantile.

Capitolo 4

Trattamenti Medici per la Malattia di Kawasaki

Trattamenti di Prima Linea

Il cardine del trattamento medico per la malattia di Kawasaki mira a ridurre l'infiammazione nelle arterie coronarie e a prevenire la formazione e la progressione degli aneurismi.

Il trattamento di prima linea consiste in:

- **Immunoglobulina endovenosa (IVIG):** Questo fornisce anticorpi che smorzano l'infiammazione diffusa e neutralizzano le tossine rilasciate dal sistema immunitario. L'IVIG viene somministrata come una singola infusione nell'arco di 8-12 ore. La dose standard è di 2 g/kg.

- **Aspirina:** L'aspirina antinfiammatoria ad alte dosi (80-100 mg/kg/die) viene somministrata fino alla risoluzione della febbre, quindi si passa a una dose antipiastrinica più bassa (3-5 mg/kg/die) per prevenire la coagulazione. L'aspirina ad alte dosi continua fino a 14 giorni in totale.

Questo regime IVIG più aspirina è più efficace se iniziato entro i primi 7-10 giorni dall'insorgenza della febbre. Gli studi dimostrano che riduce il tasso di aneurismi coronarici dal 20-25% non trattato a solo il 4-5% trattato precocemente.

Per i bambini che si presentano tardivamente dopo la finestra di 10 giorni, è possibile aggiungere steroidi all'IVIG e all'aspirina. I rischi di infiammazione e coagulazione rimangono elevati nelle presentazioni tardive.

A volte sono necessarie seconde dosi di IVIG se la febbre e i marcatori di infiammazione non migliorano entro 36 ore dalla prima infusione. La malattia refrattaria si verifica in circa il 10-20% dei casi.

Raramente, un bambino può sviluppare resistenza alle IVIG o una controindicazione all'aspirina, richiedendo farmaci antinfiammatori alternativi come anakinra (un inibitore dell'IL-1).

Una diagnosi tempestiva e tempestive IVIG più aspirina rimangono i pilastri del trattamento per sopprimere l'infiammazione, neutralizzare le tossine immunitarie e prevenire danni coronarici duraturi nella malattia di Kawasaki.

Terapia con Immunoglobuline Endovenose (IVIG).

L'infusione endovenosa di immunoglobuline (IVIG) è il fondamento della terapia medica per la malattia di Kawasaki. IVIG fornisce anticorpi concentrati che agiscono attraverso diversi meccanismi per smorzare l'infiammazione e neutralizzare i mediatori immunitari.

Benefici delle IVIG nella malattia di Kawasaki:

- Sopprime l'infiammazione diffusa.
- Inibisce l'attivazione delle cellule immunitarie.
- Neutralizza i superantigeni batterici e le tossine
- Fornisce anticorpi per aiutare a eliminare gli agenti infettivi scatenanti.
- Previene l'aggregazione piastrinica e la formazione di coaguli.

Dosaggio:

- La dose standard è di 2 g/kg somministrata in una singola infusione.
- Solitamente somministrato in 8-12 ore.
- Se si riscontra una risposta inadeguata alla prima, possono essere somministrate dosi ripetute.

Tempi:

- Più efficace se somministrato entro 7-10 giorni dall'insorgenza della febbre.

- Ancora utile se somministrato in seguito, ma meno efficace nel prevenire il danno coronarico.
- Può essere somministrato con steroidi se si presenta dopo 10 giorni.

L'IVIG è ben tollerata, con pochi effetti collaterali nella maggior parte dei bambini. I potenziali effetti avversi includono:

- Mal di testa, febbre e brividi durante l'infusione
- Nausea
- Sovraccarico di fluido
- Raramente meningite asettica e insufficienza renale

L'IVIG sfrutta la potenza di migliaia di anticorpi per ridurre rapidamente l'eccessiva infiammazione che minaccia le arterie coronarie nella malattia di Kawasaki. Rappresenta un importante progresso terapeutico che ha trasformato i risultati quando combinato con l'aspirina all'interno della finestra critica di trattamento precoce.

Aspirina e Altri Farmaci

Insieme all'IVIG, l'aspirina è il componente principale del trattamento iniziale della malattia di Kawasaki. L'aspirina ad alte dosi fornisce effetti antinfiammatori e antitrombotici (anticoagulanti).

Regimi di aspirina:

- Dosi elevate (80-100 mg/kg/die) somministrate fino alla risoluzione della febbre
- Quindi si passa alla "baby aspirina" a basso dosaggio (3-5 mg/kg/giorno).
- La dose elevata dura 14 giorni in totale.
- La bassa dose continua per 6-8 settimane per prevenire la formazione di coaguli di sangue.

Benefici:

- Potente antinfiammatorio a dosi più elevate
- A una dose inferiore, inibisce l'aggregazione piastrinica per prevenire la formazione di coaguli.
- Conveniente, ampiamente disponibile

Gli effetti collaterali sono rari ma includono disturbi di stomaco, nausea, ronzio nelle orecchie e raramente la sindrome di Reye. Gli steroidi possono essere aggiunti all'aspirina o alle IVIG per le presentazioni tardive, dati i loro potenti effetti antinfiammatori.

Altre opzioni per i casi resistenti alle IVIG includono:

- Inibitori di IL-1 come Anakinra
- Bloccanti del TNF-alfa come infliximab
- Inibitori dell'IL-6 come tocilizumab

L'aspirina e l'IVIG lavorano in sinergia per interrompere il processo infiammatorio acuto nella malattia di Kawasaki. L'aspirina a basso dosaggio continua a conferire protezione dalla formazione di coaguli di sangue nelle arterie coronarie danneggiate.

Trattamento della Malattia di Kawasaki Resistente

Circa il 10-20% dei pazienti con malattia di Kawasaki presenta febbre persistente o recidivante e peggioramento dell'infiammazione nonostante la terapia iniziale con IVIG e aspirina. Questa malattia resistente richiede ulteriori trattamenti per arrestare il progressivo danno coronarico.

Le ragioni della resistenza alle IVIG includono:

- L'inizio successivo del trattamento non rientra nella finestra ideale di 7-10 giorni.
- Predisposizione genetica alle malattie più gravi
- Un aumento estremo delle citochine infiammatorie
- Problemi di dosaggio o preparazione di IVIG non ottimali

Seconda infusione di IVIG:

- Ripetere la dose da 2 g/kg, soprattutto se il versamento o l'artrite peggiorano dopo la prima dose.
- Controllare il marchio IVIG; alcuni bambini rispondono meglio a un tipo.
- Garantire tecniche di somministrazione adeguate.

Steroidi:

- Metilprednisolone, 10-30 mg/kg IV, al giorno per 1-3 giorni
- Quindi, passa al prednisolone e diminuisci gradualmente nell'arco di 2-3 settimane.
- Riservato ai casi refrattari a causa della tossicità

Altre opzioni:

- Infliximab (un inibitore del TNF-alfa)
- Anakinra (un inibitore dell'IL-1)
- Ciclosporina (un immunosoppressore)
- Scambio plasmatico: rimuove anticorpi e tossine.

La ripetizione degli ecocardiogrammi è fondamentale per valutare i cambiamenti coronarici nei pazienti con malattia resistente. I trattamenti multimodali riducono rapidamente l'infiammazione una volta che la terapia standard fallisce. Continua la ricerca sui migliori approcci per la malattia di Kawasaki refrattaria.

Capitolo 5

Gestione e Monitoraggio Continui

Follow-Up Post-Trattamento

Dopo la fase di trattamento iniziale della malattia di Kawasaki, le cure di follow-up in corso mirano a monitorare potenziali complicanze e ottimizzare la salute cardiovascolare.

Il monitoraggio di follow-up comprende:

- **Ecocardiogrammi regolari:** 1-2 settimane dopo il trattamento, poi 5-6 settimane e 6-8 settimane per valutare le arterie coronarie. Se gli aneurismi sono grandi è necessario un imaging più frequente.

- **Elettrocardiogramma (ECG):** Può rilevare ischemia o aritmie da arterie coronarie infiammate.

- **Analisi del sangue:** Emocromo completo, VES e CRP per confermare la risoluzione dell'infiammazione. Esami di funzionalità epatica e renale per il coinvolgimento degli organi.

- **Gestione dei farmaci:** Transizione dall'aspirina ad alto dosaggio a quello a basso dosaggio circa 2 settimane dopo il trattamento se i valori di laboratorio/risultati ecografici sono stabili o in miglioramento.

- **Restrizioni all'attività:** Nessun esercizio fisico intenso nella fase acuta. Aumentare lentamente l'attività dopo 6-8 settimane se l'eco è rassicurante.

- **Consulenza nutrizionale:** Dieta a basso contenuto di grassi e salutare per il cuore; supporto nutrizionale infantile, se necessario.

- **Supporto psicosociale:** Aiutare il bambino e la famiglia ad affrontare lo stress della malattia.

- **Follow-up con il cardiologo pediatrico:** Dopo 6-8 settimane per determinare la necessità di un monitoraggio cardiaco a lungo termine in base ai cambiamenti coronarici.

La sorveglianza continua per complicazioni cardiache come trombosi, stenosi o funzionalità compromessa continua per mesi o anni, guidata dai risultati dell'ecocardiogramma. Il riconoscimento e la gestione tempestivi dei problemi tardivi migliorano i risultati a lungo termine.

Monitoraggio Cardiaco a Lungo Termine

I bambini che sviluppano aneurismi dell'arteria coronaria in seguito alla malattia di Kawasaki richiedono un monitoraggio cardiaco costante per preservare la salute del cuore nei mesi e negli anni successivi alla malattia.

Il monitoraggio continuo mira a rilevare:

- Ingrandimento dell'aneurisma, che aumenta il rischio di trombi e stenosi
- Ischemia miocardica da flusso sanguigno inadeguato nei vasi danneggiati

- Trombosi dell'arteria coronaria o formazione di coaguli di sangue
- Progressione della stenosi o del restringimento dell'arteria coronaria
- Funzione cardiaca ridotta a causa del muscolo cardiaco cicatrizzato

I test includono:

- Ecocardiogrammi seriali: Inizialmente ogni 1-2 mesi; meno frequentemente se stabile
- Elettrocardiogramma annuale e test da sforzo
- Risonanza magnetica cardiaca potenziale, angiogramma TC per l'anatomia dettagliata
- Monitoraggio attento durante qualsiasi malattia con febbre - Aumento del rischio di coagulazione
- Evitare gli sport ad alta intensità per ridurre lo sforzo cardiaco
- Esami del sangue per un'infiammazione persistente che potrebbe colpire il cuore
- Aspirina per bambini a lungo termine, 2-5 anni o più
- Riferimento al cardiologo se si presentano anomalie che richiedono un intervento

La guida permanente di un cardiologo pediatrico è spesso necessaria dopo la malattia di Kawasaki con aneurismi coronarici. Proteggere la salute del cuore attraverso un monitoraggio attento promuove risultati ottimali.

Adeguamenti dello Stile di Vita e Assistenza Domiciliare

Per supportare il recupero continuo dopo la malattia di Kawasaki, si raccomandano alcuni cambiamenti nello stile di vita ed elementi di cura a casa.

- **Seguire inizialmente le restrizioni sulle attività:** Evitare lezioni di ginnastica/giochi faticosi finché non viene autorizzato da un medico. Aumentare gradualmente l'attività fisica sotto guida.
- **Segui una dieta salutare per il cuore:** Concentrati su verdura, frutta e cereali integrali. Limita lo zucchero, il sale e gli alimenti trasformati. Mantenere una dieta nutriente per ridurre i futuri rischi di malattie cardiache.

- **Controllare la febbre in modo aggressivo:** Usa generosamente il paracetamolo per la febbre, poiché la malattia può aumentare il rischio di coaguli di sangue. Rivolgiti rapidamente a un medico se la febbre supera i 102 ° F.

- **Assicurarsi che i farmaci siano somministrati correttamente:** Somministra l'aspirina secondo programma in dosi precise. Fai attenzione agli effetti collaterali. Segnala le tue preoccupazioni al medico.

- **Applicare la cura topica della pelle:** Utilizzare una lozione idratante per sbucciare le dita delle mani e dei piedi. Tieni le unghie tagliate per evitare lacerazioni della pelle.

- **Fornire supporto emotivo:** Rassicurare il bambino e offrire consulenza per alleviare la paura/ansia legata alla malattia.

- **Limitare l'esposizione al sole:** Utilizzare la protezione solare per proteggere la pelle dopo il peeling, poiché è sensibile alle ustioni.

- **Ottieni vaccini antinfluenzali e altri vaccini:** Evitare i vaccini vivi per 1-2 mesi dopo l'IVIG. Dare priorità alla protezione dalle infezioni respiratorie.

- **Pianificazione delle visite mediche necessarie:** Organizzare ecocardiogrammi, esami di laboratorio ed ECG di follow-up. Partecipa a tutti gli appuntamenti di cardiologia.

Semplici misure a casa migliorano il processo di guarigione dopo la malattia di Kawasaki. Lavorare a stretto contatto con il team di assistenza garantisce che il bambino riceva un monitoraggio e un'assistenza postoperatoria ottimali.

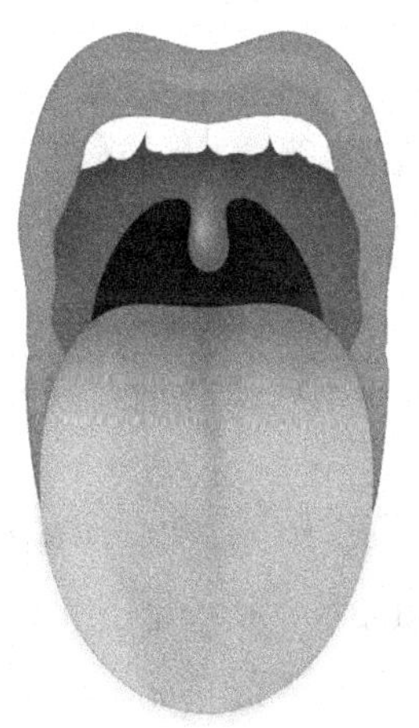

Normal tongue

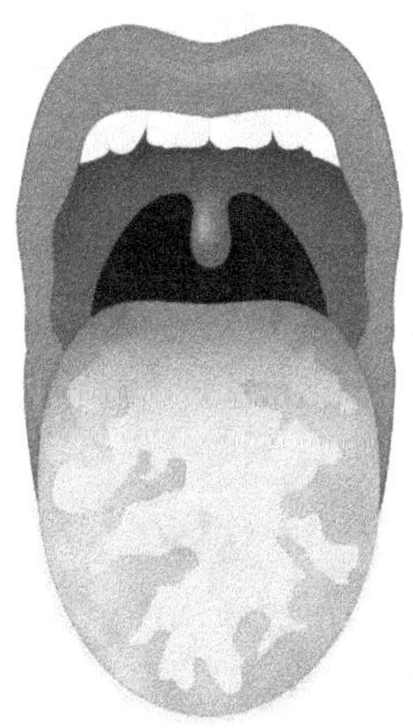

Geographic tongue

Capitolo 6

Complicazioni e Salute del Cuore

Complicazioni Cardiovascolari

La malattia di Kawasaki può portare a gravi complicazioni cardiovascolari, soprattutto se non diagnosticata e trattata tempestivamente nelle fasi iniziali. I problemi cardiaci in corso possono persistere molto tempo dopo la malattia iniziale.

Le complicazioni cardiovascolari comuni includono:

- **Aneurismi dell'arteria coronaria:** Ingrandimento o dilatazione delle pareti arteriose. I rischi includono la coagulazione, che può bloccare il flusso sanguigno.

- **Infarto miocardico:** Attacco cardiaco dovuto alla formazione di un coagulo di sangue in un'arteria coronaria danneggiata.

- **Cardiopatia ischemica:** Ridotto apporto di sangue al muscolo cardiaco, con conseguente dolore toracico e alterazioni dell'ECG.

- **Stenosi dell'arteria coronaria:** Restringimento dei vasi coronarici da tessuto cicatriziale. Limita il flusso sanguigno.

- **Insufficienza cardiaca congestizia:** Funzione di pompaggio cardiaca compromessa a causa del muscolo cicatrizzato. Provoca ritenzione di liquidi e mancanza di respiro.

- **Aritmie:** Ritmi cardiaci anormali come la fibrillazione atriale dovuta all'irritazione del muscolo cardiaco.

- **Morte cardiaca improvvisa:** Evento catastrofico correlato ad un grosso trombo o ad un'aritmia. Per fortuna, questo è raro con i trattamenti attuali.

Lo screening per gli aneurismi tramite ecocardiografia è fondamentale durante la malattia.

Il monitoraggio a lungo termine guida gli interventi appropriati per i soggetti con anomalie persistenti.

Gli anticoagulanti o la terapia antipiastrinica prevengono le complicanze della coagulazione. Il cateterismo cardiaco e lo stent possono aprire vasi ristretti. I farmaci per il cuore e, raramente, l'intervento chirurgico di bypass, sono opzioni per la malattia avanzata.

Il controllo aggressivo dell'infiammazione durante la malattia iniziale combinato con una sorveglianza vigile riduce al minimo le complicanze cardiovascolari a lungo termine.

Strategie di Prevenzione delle Malattie Cardiache

La prevenzione delle complicanze cardiovascolari della malattia di Kawasaki si basa su due strategie chiave: diagnosi precoce e trattamento nella fase acuta e monitoraggio coerente a lungo termine delle anomalie coronariche.

La diagnosi precoce consente un trattamento tempestivo con IVIG e aspirina per ridurre al minimo l'infiammazione delle arterie coronarie prima che si sviluppino aneurismi e coaguli.

I bambini trattati entro i primi 7-10 giorni dall'insorgenza della febbre hanno molte meno probabilità di subire danni coronarici duraturi rispetto ai trattamenti successivi. Educare i genitori a riconoscere rapidamente i segni e i sintomi della malattia di Kawasaki facilita la diagnosi precoce.

Per i bambini che sviluppano aneurismi e anomalie coronariche, un diligente monitoraggio longitudinale è fondamentale per preservare la salute del cuore.

La sorveglianza continua comprende:

- Ecocardiogrammi frequenti per rilevare peggioramento di aneurismi, nuove stenosi o trombi.
- Elettrocardiogrammi e test da sforzo per scoprire eventuali ischemie.
- Potenziale angiografia TC o MRI per la visualizzazione dettagliata dell'anatomia coronarica.

- Terapia con aspirina a basso dosaggio a lungo termine per prevenire la formazione di coaguli.
- Follow-up cardiologico annuale durante l'infanzia e l'età adulta.
- Consulenza su come evitare comportamenti che potrebbero affaticare il cuore.

È fondamentale un intervento tempestivo per qualsiasi cambiamento preoccupante, come le procedure di riparazione dell'aneurisma, il posizionamento di stent per i restringimenti, gli anticoagulanti per la trombosi e i farmaci per l'insufficienza cardiaca.

La combinazione di diagnosi precoce e trattamento con un attento monitoraggio per tutta la vita offre le migliori possibilità di una normale funzione cardiaca dopo la malattia di Kawasaki.

L'importanza Dell'intervento Precoce

Identificare e trattare la malattia di Kawasaki nella fase iniziale della malattia è fondamentale per prevenire danni permanenti, in particolare alle arterie coronarie che alimentano il cuore.

La ricerca mostra che i pazienti trattati entro i primi 7-10 giorni di febbre hanno tassi molto più bassi di anomalie dell'arteria coronaria rispetto ai trattamenti successivi.

Vantaggi della diagnosi e del trattamento precoci:

- Arresta la progressione dell'infiammazione delle arterie prima che si sviluppino gli aneurismi.
- Consente all'IVIG di agire in modo più efficace attenuando l'infiammazione diffusa.
- Riduce il rischio di trombosi coronarica iniziando l'aspirina subito dopo l'esordio.
- Previene il peggioramento nel tempo degli aneurismi quando sono più piccoli al momento della rilevazione.
- Previene l'ischemia miocardica e l'infarto dovuti a una significativa ostruzione coronarica
- Riduce la probabilità di aver bisogno di ulteriori trattamenti intensivi in seguito.

Al contrario, diagnosi e trattamento ritardati portano a:

- Maggiore probabilità di formazione e allargamento dell'aneurisma
- Aumento del rischio di trombosi e stenosi delle arterie coronarie
- Maggiore rischio di infarto miocardico e insufficienza cardiaca
- Potenziale necessità di procedure cardiache come stent e interventi di bypass
- Esiste un rischio maggiore di morte cardiaca improvvisa, sebbene ancora raro

Una diagnosi tempestiva e un trattamento entro 10 giorni dall'insorgenza della febbre offrono la migliore opportunità per preservare la normale anatomia e funzione cardiaca nella malattia di Kawasaki. Una terapia ritardata rischia di provocare danni progressivi, mentre un intervento precoce risparmia al bambino una vita di complicazioni cardiache.

Capitolo 7

L'impatto Emotivo e i Sistemi di Supporto

Affrontare una Diagnosi di Malattia di Kawasaki

Ricevere una diagnosi di malattia di Kawasaki suscita comprensibilmente shock, paura e tumulto emotivo nelle famiglie. Elaborare le notizie e le loro implicazioni per la salute dei propri figli può essere profondamente impegnativo.

Le reazioni comuni sperimentate dai genitori includono:

- Ansia riguardo al fatto che il proprio figlio venga sottoposto a procedure mediche invasive e al ricovero ospedaliero
- Preoccuparsi degli esiti di salute a breve e lungo termine, in particolare dei problemi cardiaci
- Senso di colpa per non aver riconosciuto i sintomi prima o per aver cercato cure prima
- Rabbia per l'ingiustizia e la casualità del fatto che il loro bambino abbia sviluppato questa malattia rara
- Tristezza e dolore per la perdita della normale salute infantile
- Sentirsi impotenti e sopraffatti nel prendere decisioni mediche
- Ipervigilanza e paranoia per ogni lieve febbre o disturbo
- Pensieri invadenti e costante riflessione sugli scenari peggiori
- Disconnessione da amici e familiari che non comprendono il loro trauma

La ricerca di supporto per la salute mentale facilita la sana elaborazione di queste emozioni. I genitori hanno anche bisogno di essere rassicurati sul fatto che la guarigione è la norma quando la malattia di Kawasaki viene tempestivamente diagnosticata e trattata. La consulenza continua aiuta le famiglie ad affrontare le sfide future mantenendo la speranza.

Supporto Psicologico al Bambino e alla Famiglia

Prendersi cura dei bisogni emotivi del bambino e della famiglia è parte integrante della gestione della malattia di Kawasaki. La consulenza professionale fornisce un prezioso sbocco per lo stress.

Per il bambino, ansia legata a:

- Paura dei medici, degli ospedali, delle procedure mediche come le flebo
- Mancano la scuola e le amicizie
- Aspetto alterato, come estremità scrostate
- Assunzione di farmaci giornalieri
- Incertezza sulla malattia e sull'esito
- Possibili prese in giro o stigmatizzazione sulle malattie cardiache

Incoraggiare l'espressione attraverso il gioco adatto all'età o la terapia della parola. Rassicurare il bambino dicendogli che è al sicuro e amato.

Per i genitori, la consulenza aiuta con:

- Elaborazione del senso di colpa, del dolore e della rabbia
- Affrontare lo stress post-traumatico derivante dall'esperienza
- Combattere l'ansia per le complicazioni cardiache
- Gestire la preoccupazione e l'ipervigilanza
- Discutere le preoccupazioni senza spaventare il bambino
- Esaminare la tensione relazionale e l'impatto sulla famiglia
- Accettare la mancanza di controllo sulla malattia di un bambino

I gruppi di supporto mettono in contatto i genitori che comprendono le sfide della malattia di Kawasaki. La terapia individuale e familiare offre uno sbocco per paure e difficoltà.

Costruire una Rete di Supporto

L'assemblaggio di una rete di supporto diversificata migliora la resilienza delle famiglie colpite dalla malattia di Kawasaki. La sensibilizzazione fornisce connessioni e risorse per percorrere il percorso da percorrere.

I membri importanti del team di supporto includono:

- **Famiglia e amici:** Offri aiuto pratico con i pasti, la cura dei bambini e le commissioni per ridurre i fattori di stress. Fornire supporto emotivo attraverso l'ascolto attivo e l'incoraggiamento.

- **Fornitori medici:** Il medico di base coordina l'assistenza e risponde alle domande. Gli specialisti pediatrici forniscono una guida esperta sul trattamento e sul monitoraggio. Mantenere una comunicazione aperta.

- **Personale scolastico:** Gli insegnanti accolgono le assenze e aiutano a recuperare. I consulenti aiutano gli studenti ad affrontare gli aspetti socio-emotivi.

- **Professionisti della salute mentale:** I terapisti offrono sbocchi per le risposte alla paura, all'ansia, al dolore e al trauma. Abilitare sane capacità di coping.

- **Altri genitori KD:** Connettiti con chi ha vissuto esperienze per scambiare consigli pratici e trovare cameratismo. Gruppi di supporto locali o comunità online forniscono questo.

- **Leader spirituali:** Pastori, preti o altre guide religiose consigliano come affrontare la malattia di un bambino. Le preghiere confortano coloro che si sentono senza speranza.

- Sbocchi complementari: yoga, massaggi e terapie di agopuntura calmano lo stress. Mantieni sbocchi che portano gioia, come l'arte, la musica e la natura.

Avere più persone fidate a cui appoggiarsi per empatia, saggezza e aiuto pratico rende le sfide della malattia di Kawasaki più gestibili. L'assemblaggio di una rete di supporto diversificata e personalizzata aumenta la resilienza.

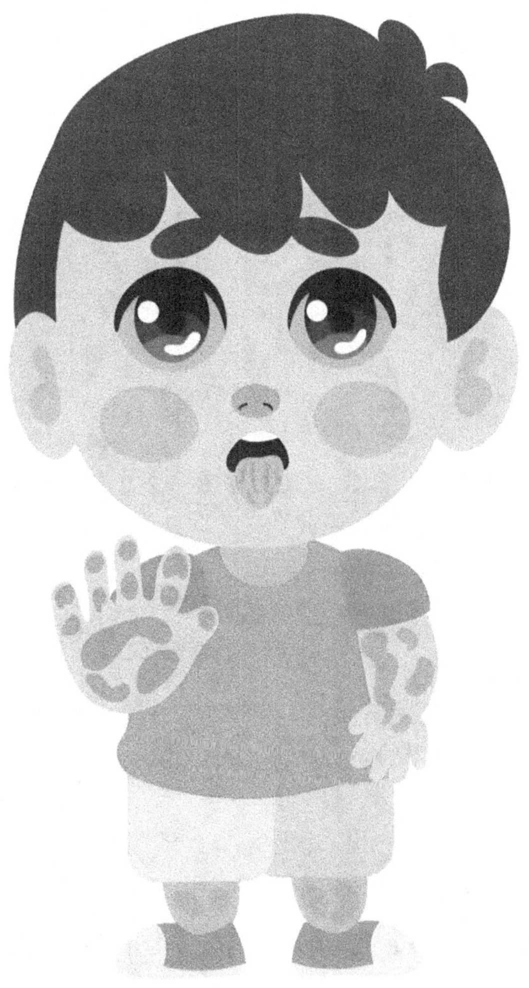

Capitolo 8

Navigare Nella Vita con la Malattia di Kawasaki

Raccomandazioni sulla Vita Quotidiana e sulle Attività

Sebbene la maggior parte dei bambini guarisca completamente dopo il trattamento della malattia di Kawasaki, potrebbero essere necessarie alcune modifiche alla vita quotidiana durante il periodo di recupero e oltre.

Nella fase acuta:

- **Applicare restrizioni alle attività:** Nessun gioco o sport faticoso che potrebbe affaticare il cuore mentre l'infiammazione persiste.

- **Evitare un'eccessiva esposizione al sole:** Subito dopo, la febbre si risolve poiché la pelle è sensibile alle ustioni. Usa la protezione solare.

- **Ambiente di controllo:** Mantieni la stanza confortevole quando sei irritabile. Evitare fumo e allergeni.

- **Attenersi a una dieta sana per il cuore:** Fornire alimenti nutrienti e antinfiammatori per una migliore guarigione.

- **Somministrare correttamente i farmaci:** Somministrare aspirina e altri farmaci secondo il programma nelle dosi prescritte.

- **Aumentare i periodi di riposo:** I sonnellini e il tempo tranquillo favoriscono la guarigione da questa malattia faticosa.

Dopo la fase acuta:

- **Aumentare gradualmente l'attività fisica sotto controllo medico:** Ritorna lentamente alle lezioni di palestra/sport una volta approvato.

- **Dai priorità ai vaccini antinfluenzali e ai vaccini:** Evitare i vaccini vivi per un periodo. Prevenire le infezioni respiratorie.

- **Applicare creme emollienti per la pelle:** Idratare eventuali screpolature o desquamazioni delle dita delle mani e dei piedi.

- **Consigli sulla protezione della pelle:** Utilizzare la protezione solare ed evitare l'abbronzatura, che potrebbe peggiorare la pelle cicatrizzata.

- **Fornire calzature di supporto:** Scarpe imbottite se i piedi rimangono doloranti.

Semplici aggiustamenti alla routine quotidiana supportano un recupero ottimale nelle settimane e nei mesi successivi alla malattia di Kawasaki.

Considerazioni Educative

La malattia di Kawasaki spesso richiede l'assenza da scuola durante la fase acuta della malattia e il periodo di follow-up. Uno stretto coordinamento con il personale educativo aiuta gli studenti a tornare senza problemi ricevendo al tempo stesso gli alloggi necessari.

- Informare l'infermiera scolastica della diagnosi, del trattamento e dei tempi previsti per il recupero. Chiedi ai medici di fornire la documentazione medica.
- Informare gli insegnanti delle potenziali settimane di assenza. Pianifica di ricevere appunti e compiti e di fornire tutoraggio a casa. Configurare la partecipazione alla lezione video.
- Collabora con un consulente per aiutare lo studente ad affrontare la scomparsa degli amici, gli eventi sociali e il sentirsi isolato. I consulenti possono affrontare qualsiasi presa in giro o stigmatizzazione.
- Aggiornare gli amministratori sulle restrizioni relative a palestra, ricreazione e sport nelle settimane successive al trattamento: pianificare un ritorno alle attività fisiche.
- Richiedi sistemazioni come pause di riposo, accesso all'acqua, pass per l'ascensore e sistema di amici, se necessario inizialmente.

- Chiedi informazioni sul pre-imballaggio degli zaini scolastici se il sollevamento di carichi pesanti è limitato. Se il dolore articolare persiste, organizzare un aiuto per il trasporto dei vassoi nella mensa.
- Consenti scadenze flessibili per il lavoro di trucco senza penalità. Suddividi i compiti in parti gestibili.
- Collaborare con gli insegnanti su potenziali modifiche del curriculum se l'energia diminuisce. Modificare gli ambienti di test, se necessario.
- Sviluppare un piano 504 o IEP per fornire sistemazioni formali agli studenti con danni duraturi alle arterie coronarie che influiscono sulla resistenza.

Uno stretto lavoro di squadra garantisce che gli studenti rientrino a scuola senza problemi dopo un'assenza. Le modifiche in corso aiutano gli studenti colpiti a lungo termine a partecipare pienamente e a prosperare a livello accademico.

Comunicare con la Scuola e i Coetanei di tuo Figlio

Mantenere una comunicazione aperta con la comunità scolastica e i coetanei di tuo figlio facilita un ritorno all'istruzione più agevole dopo la malattia di Kawasaki. Alcune strategie utili includono:

- Scrivi un'e-mail all'insegnante e al preside spiegando la diagnosi, il trattamento e i tempi di recupero previsti di tuo figlio. Evidenzia che tuo figlio dovrebbe essere in grado di partecipare pienamente dopo il periodo di riposo e adattamento.

- Incontra il consulente scolastico per discutere di qualsiasi sostegno socio-emotivo di cui tuo figlio potrebbe aver bisogno per tornare a scuola dopo un'assenza prolungata. I consulenti possono aiutare ad affrontare qualsiasi ansia o problema relativo alle relazioni tra pari.

- Informa l'infermiera scolastica sulle condizioni di tuo figlio, sui farmaci, sulle restrizioni delle attività e sulle esigenze di assistenza di follow-up. Fornire le prescrizioni del medico. Gli infermieri possono coordinare gli alloggi e avvisare gli insegnanti.

- Chiedi agli insegnanti di fornire uno schema delle lezioni e dei compiti chiave durante l'assenza. Rivedi regolarmente con tuo figlio per tenere il passo. Organizza videochiamate o trasmetti in live streaming la classe, se possibile.

- Chiedi aiuto all'insegnante per preparare i compagni di classe al ritorno di tuo figlio spiegando il motivo medico dell'assenza. I compagni di classe possono mostrare sostegno.

- Racconta agli amici più stretti di tuo figlio della diagnosi e del processo di recupero. Con il permesso dei genitori, organizza videochiamate, biglietti o visite per mantenere i collegamenti.

- Spiegare i sintomi visibili come la desquamazione della pelle ai compagni di classe in modo pratico. L'insegnante può reindirizzare le domande ed evitare prese in giro.

- Se sono necessari continui adattamenti cardiaci, spiega ai compagni che i compagni di classe potrebbero aver bisogno di più pause ma godono comunque dell'amicizia.
- Condividi gli aggiornamenti sul graduale ritorno di tuo figlio alle normali attività dopo il trattamento per la malattia di Kawasaki.

Rimanere in contatto con il personale scolastico e i compagni consente un rientro pieno di empatia che aiuta tuo figlio a prosperare accademicamente e socialmente dopo la malattia.

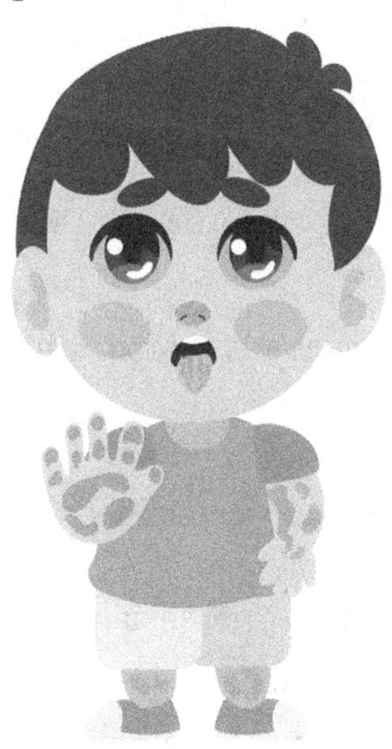

Capitolo 9

Malattia di Kawasaki e Ricerca: La Strada da Percorrere

Le Ultime Ricerche e Sviluppi

Sebbene negli ultimi 50 anni siano stati compiuti enormi progressi nella comprensione e nel trattamento della malattia di Kawasaki, molto rimane sconosciuto su questa sconcertante condizione. La ricerca in corso mira a far luce sui misteri chiave.

Le recenti direzioni di ricerca includono:

- Determinare i potenziali fattori scatenanti infettivi che incitano la risposta immunitaria esagerata nei bambini geneticamente predisposti. Le principali teorie coinvolgono virus respiratori comuni, superantigeni batterici o nuovi agenti patogeni.

- Comprendere la disregolazione del sistema immunitario e la cascata infiammatoria che causa il danno arterioso. Gli studi mostrano che più citochine e chemochine sono elevate e i neutrofili si infiltrano nelle pareti arteriose.

- Identificazione dei fattori genetici e dei polimorfismi che influenzano la suscettibilità alla malattia di Kawasaki e il decorso della malattia. Sono in fase di studio i geni HLA, i geni immunomodulatori e le vie vascolari.

- Migliorare la diagnosi precoce scoprendo biomarcatori che compaiono prima della presentazione clinica completa. I microRNA si mostrano promettenti come potenziali indicatori.

- Ottimizzazione dei regimi IVIG confrontando protocolli a dosi elevate, dosi ripetute e infusione rapida per massimizzare l'efficacia. Sono in fase di sperimentazione anche agenti adiuvanti.

- Sviluppo di terapie immunomodulatorie mirate per i casi resistenti alle IVIG. Gli inibitori di IL-1 e IL-6 mostrano un potenziale particolare.

- Stratificazione del rischio di complicanze coronariche sulla base di sistemi di punteggio del rischio clinico e biomarcatori emergenti. Consente un trattamento personalizzato.

- Espansione dei registri dei pazienti e delle biobanche per accelerare le scoperte nel campo della genetica, dei biomarcatori, dei risultati e degli interventi ottimali.

Progressi nei Vaccini e Nelle Cure

Anche se attualmente non esiste un vaccino per la malattia di Kawasaki, sono in corso ricerche promettenti per sviluppare immunizzazioni efficaci che potrebbero prevenire questa devastante malattia pediatrica.

Le potenziali strategie vaccinali includono:

- Mirare ai superantigeni batterici che possono innescare un'iperattivazione immunitaria.

Sono in fase di sviluppo vaccini contro i superantigeni stafilococcici e streptococcici.

- Immunizzazione contro i comuni virus respiratori legati alla KD, come adenovirus, rinovirus e coronavirus. Gli antigeni del capside virale mostrano potenziale.

- Utilizzo di epitopi IgA specifici associati alla KD per indurre un'immunità protettiva della mucosa nel tratto respiratorio.

- Utilizzo di antigeni KD conservati presenti nella fase acuta per aumentare la tolleranza immunitaria.

- Incorporando peptidi dell'antigene KD con adiuvanti come l'allume per stimolare un'immunità duratura.

- Sfruttare la tecnologia emergente dei vaccini mRNA come nei vaccini COVID. Le prime ricerche sono in corso.

- Avvio di sperimentazioni sui vaccini in gruppi ad alto rischio come le popolazioni asiatiche dove la malattia di KD è più diffusa.

Oltre ai vaccini, stanno emergendo nuove promettenti terapie per la KD refrattaria:

- Gli inibitori JAK come ruxolitinib sembrano efficaci per i casi gravi che non rispondono alle IVIG.
- Gli agenti biologici che prendono di mira le principali citochine infiammatorie sono utili anche come terapia di salvataggio.
- L'aspirina a basso dosaggio rimane il cardine della terapia iniziale insieme alle IVIG.

Lo sviluppo di vaccini efficaci e sicuri e di agenti di seconda linea migliorati rimane un obiettivo chiave nella ricerca sulla malattia di Kawasaki. Prevenire la KD attraverso la vaccinazione rappresenta l'ultima speranza.

Parlare con tuo Figlio di Kawasaki

Avere conversazioni aperte e oneste con tuo figlio sulla diagnosi e sul trattamento della malattia di Kawasaki può aiutare ad alleviare paure e ansie. Alcuni suggerimenti includono:

- Utilizza un linguaggio semplice e adatto all'età. Per i bambini piccoli, concentrati su concetti basilari come "Hai avuto la febbre molto alta e un'eruzione cutanea che ti ha fatto sentire male; il medico ti ha dato una medicina speciale per aiutarti a sentirti meglio".

- Rassicurateli che non è colpa loro se si sono ammalati. Spiega che si tratta di una condizione medica sulla quale i medici stanno ancora imparando, ma che il trattamento aiuta la maggior parte dei bambini a migliorare completamente.

- Lascia che i bambini più grandi rivedano la loro diagnosi, i farmaci e il piano di follow-up. Incoraggia le domande: correggi la disinformazione proveniente dai colleghi o da Internet.

- Consenti loro di discutere le preoccupazioni relative alla mancanza di scuola, amici e attività. Raccogli idee per rimanere in contatto.

- Se i risultati delle malattie cardiache spiegano che hanno bisogno di un follow-up aggiuntivo per mantenere il cuore forte. Trasmettere speranza e positività.

- Per gli adolescenti, discuti questioni importanti come l'attività fisica, la salute riproduttiva, la carriera e l'assicurazione con un cardiologo. Sfatare i miti.

- Condividi le tue emozioni, come la paura o la tristezza, con calma. Evidenzia che rimani positivo e ti concentri sul miglioramento ogni giorno.

- Trascorrere del tempo di qualità svolgendo un'attività piacevole che si è persa mentre era malato. Risate e divertimento promuovono la guarigione.

- Mantieni le spiegazioni focalizzate sul presente. Evita discussioni astratte sugli scenari peggiori che aumentano l'ansia.

Con compassione e onestà, puoi aiutare tuo figlio ad afferrare i concetti Kawasaki adatti alla sua età, sviluppando allo stesso tempo la resilienza emotiva.

Conclusione

Speriamo che il nostro viaggio attraverso le molteplici sfaccettature della malattia di Kawasaki abbia fornito una risorsa significativa per le famiglie che affrontano questa diagnosi. Sebbene rimanga molto sconosciuto su questa confusa malattia infantile, le prospettive per la maggior parte dei bambini con un trattamento tempestivo e appropriato sono molto positive. La ricerca medica continua a far avanzare rapidamente la nostra comprensione della malattia di Kawasaki e a perfezionare le terapie per ottimizzare i risultati per i bambini affetti.

Imparando a riconoscere i primi sintomi, confidando nel proprio istinto genitoriale per cercare cure tempestive e lavorando a stretto contatto con l'équipe medica di vostro figlio, le famiglie possono trarre conforto dal sapere che stanno adottando le misure migliori per proteggere la salute del proprio bambino. Anche se sorgeranno sfide emotive, avere un sostegno compassionevole e una comunicazione aperta con operatori, educatori, colleghi e altri genitori affetti dalla malattia di Kawasaki aiuterà ad agevolare il percorso.

Sebbene sia necessaria vigilanza per potenziali problemi cardiaci dopo il trattamento acuto, cerca di concentrarti sulla celebrazione di ogni tappa importante nel recupero di tuo figlio invece di fissarti su ipotetici rischi. Promuovi la loro resilienza emotiva mantenendo le spiegazioni positive e incoraggiando le loro domande. Se si verificano complicazioni, bisogna trarre speranza dai notevoli progressi compiuti nella gestione delle malattie cardiache nei bambini.

La malattia di Kawasaki rimane frustrantemente imprevedibile, ma i risultati sono notevolmente migliorati negli ultimi decenni grazie alla ricerca dedicata, alla crescente consapevolezza e alle cure multidisciplinari. Abbi fiducia nel sistema medico, rafforza i legami familiari, abbraccia il sostegno dei pari e sappi che ci sono tutte le ragioni per essere ottimisti riguardo al futuro di tuo figlio. Con pazienza e compassione, la vita dopo la malattia di Kawasaki può essere meravigliosamente piena e ricca.

Grazie per aver scelto questo libro e auguro a te e alla tua famiglia tutto il meglio.

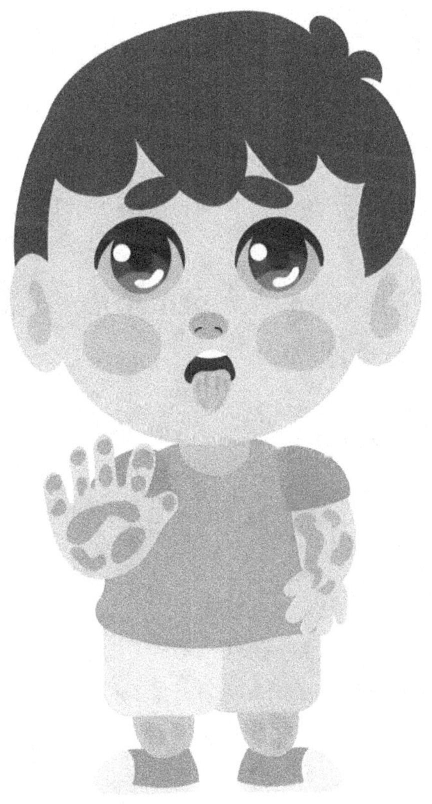

Appendice

Appendice A: Risorse per le Famiglie

Gruppi di sostegno e difesa dei pazienti

- Fondazione per la malattia di Kawasaki (KDF): kdfoundation.org
- Gruppo di supporto dei genitori KD su Facebook
- Rete di supporto pediatrico dell'American Heart Association

Materiali didattici

- Opuscoli KDF su diagnosi, trattamento e salute del cuore
- Libretto sulla malattia di Kawasaki dell'American Academy of Pediatrics
- Scheda informativa del CDC su segni, sintomi e cura

- Video su esami di laboratorio, infusioni di IVIG, ecocardiogrammi, ecc. per familiarizzare i bambini

Collegamento con altre famiglie KD

- Gruppi di supporto locali di persona attraverso ospedali/sezioni KDF
- Eventi nazionali di networking dei genitori KD attraverso KDF
- Comunità online tramite il sito web KDF, gruppi Facebook

Strategie di coping e consulenza

- Terapisti/consulenti specializzati nell'adattamento alle malattie/disabilità infantili
- Risorse per la consapevolezza, libri, app per genitori e figli
- Gruppi di sostegno tra fratelli e programmi di campeggio
- Servizi attraverso i dipartimenti psicosociali ospedalieri

Programmi di assistenza finanziaria

- Richieste di assicurazione sanitaria, Medicaid e altre coperture
- Programmi di assistenza sanitaria di beneficenza ospedaliera
- Aiuto attraverso la Ronald McDonald House, un'organizzazione no-profit locale
- Sovvenzioni e borse di studio del capitolo locale della KDF

Contatta presto e spesso per costruire la tua rete unica. Non devi percorrere questo percorso da solo.

Appendice B: Ricerca Sulla Malattia di Kawasaki

Sebbene la causa rimanga sconosciuta, le principali teorie suggeriscono che la malattia di Kawasaki potrebbe essere scatenata da uno o più agenti infettivi in bambini geneticamente predisposti. La ricerca in corso sta indagando:

- Trigger virali come adenovirus, virus Epstein-Barr e coronavirus
- Superantigeni batterici che provocano una massiccia attivazione immunitaria

- Fattori ambientali e biomarcatori che possono influenzare il rischio
- Polimorfismi genetici legati alla regolazione immunitaria, all'infiammazione e alle vie vascolari
- Biomarcatori come i microRNA che possono consentire la diagnosi precoce prima della comparsa completa dei sintomi
- Dosaggio, tempistica e preparazione ottimali delle IVIG per migliorare l'efficacia
- Agenti adiuvanti come steroidi, inibitori di IL-1 e bloccanti del TNF-alfa
- Sistemi di punteggio del rischio per identificare i pazienti che hanno maggiori probabilità di sviluppare complicanze cardiache
- Ampliare i registri clinici e le biobanche per chiarire i meccanismi delle malattie
- Sviluppo di algoritmi di trattamento su misura basati sulla gravità della malattia e sulla stratificazione del rischio
- Studi clinici su terapie emergenti come gli inibitori JAK per casi resistenti alle IVIG

- Progettare un vaccino efficace e sicuro che potrebbe prevenire la malattia di Kawasaki

Mentre la ricerca continua a svelare i misteri delle sue origini e della gestione ottimale, le prospettive per i bambini affetti dalla malattia di Kawasaki sono brillanti grazie a ricercatori, medici e famiglie dedicati che lavorano in tandem per approfondire la conoscenza e migliorare i risultati per i bambini affetti.

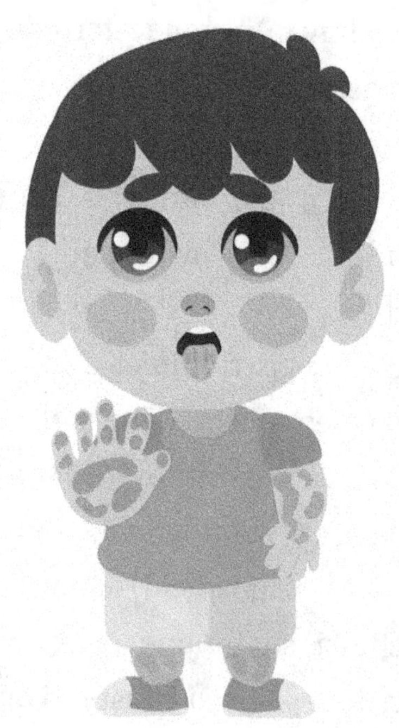

Glossario

- **Aneurisma:** Gonfiore localizzato o rigonfiamento di un'arteria dovuto alla debolezza della parete del vaso sanguigno. Può aumentare il rischio di coaguli di sangue.
- **Aritmia:** Ritmo cardiaco anormale.
- **Aspirina:** Farmaci antinfiammatori spesso usati per trattare la malattia di Kawasaki.
- **Malattia autoimmune:** Condizione in cui il sistema immunitario attacca erroneamente i tessuti del corpo.
- **Cardiologo:** Medico specializzato in patologie cardiache.
- **Arterie coronarie:** Arterie che forniscono sangue ricco di ossigeno al muscolo cardiaco.
- **Ecocardiogramma:** Test di imaging che utilizza le onde sonore per valutare il cuore.

- **Immunoglobulina:** Proteine del sistema immunitario che funzionano come anticorpi.

- **Infiammazione:** Risposta immunitaria che causa arrossamento, gonfiore e dolore.

- **Immunoglobulina endovenosa (IVIG):** Infusione di anticorpi utilizzati come trattamento per la malattia di Kawasaki.

- **Miocardite:** Infiammazione del muscolo cardiaco.

- **Versamento pericardico:** Fluido attorno al cuore, che influisce sulla funzione cardiaca.

- **Eruzione cutanea:**Eruzione cutanea rossa e irregolare, spesso nella zona del tronco.

- **Tasso di sedimentazione (ESR):** Esame del sangue per valutare i livelli di infiammazione.

- **Stenosi:** Restringimento anormale di un vaso sanguigno.

- **Trombosi:** Formazione di un coagulo di sangue all'interno di un vaso sanguigno, che blocca il flusso.

- **Vasculite:** Infiammazione dei vasi sanguigni.

Riferimenti

1. McCrindle BW, Rowley AH, Newburger JW, et al. Diagnosi, trattamento e gestione a lungo termine della malattia di Kawasaki: una dichiarazione scientifica per gli operatori sanitari dell'American Heart Association. Circolazione. 2017;135(17):e927-e999.

2. Sonobe T, Kiyosawa N, Tsuchiya K, et al. Prevalenza di anomalie dell'arteria coronaria nella malattia di Kawasaki incompleta. Pediatr Int. 2007;49(4):421-6.

3. Kuo HC, Yang KD, Chang WC, Ger LP, Hsieh KS. Malattia di Kawasaki: un aggiornamento su diagnosi e trattamento. Pediatr Neonatol. 2012;53(1):4-11.

4. Makino N, Nakamura Y, Yashiro M, et al. Epidemiologia descrittiva della malattia di Kawasaki in Giappone, 2011-2012: dai

risultati della 22a indagine nazionale. J Epidemia. 2015;25(3):239-45.

5. McCrindle BW. Malattia di Kawasaki: una malattia infantile con importanti conseguenze nell'età adulta. Circolazione. 2009;120(1):6-8.

6. Newburger JW, Takahashi M, Burns JC. Malattia di Kawasaki. J Am Coll Cardiol. 2016;67(14):1738-1749.

7. Yeung RS. Malattia di Kawasaki: aggiornamento sulla patogenesi. Curr Opin Reumatolo. 2010;22(5):551-60.